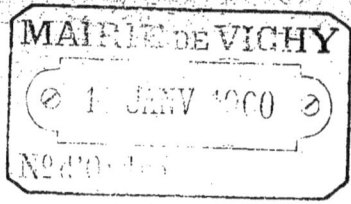

GASTÉRINE

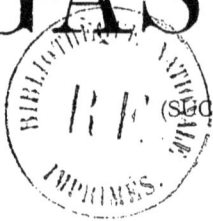

(SUC GASTRIQUE ANIMAL)

PAR LE

DOCTEUR FRÉMONT

MÉDECIN DE L'HOPITAL THERMAL A VICHY

Ancien Préparateur et Lauréat de la Faculté de Paris
Ancien interne-lauréat des Hôpitaux de Paris
Médailles d'Argent des Eaux minérales, décernées par l'Académie
Médailles de Bronze de l'Assistance publique de Paris
Membre de la Société de Thérapeutique de Paris, etc.

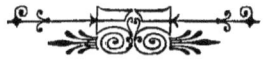

VICHY
A. WALLON, IMPRIMEUR-ÉDITEUR
—
1900

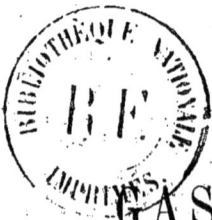

GASTÉRINE

DU MÊME AUTEUR

Action de l'Eau de Vichy sur la nutrition. (Couronné par l'Académie de Médecine de Paris). (G. Steinhel, 1887).

Des Micro-organismes des Eaux minérales de Vichy. (Académie de Médecine, 3 avril 1888).

Action des diastases des bactéries contenues dans les sources de la Grande-Grille et de l'Hôpital de Vichy, sur les albuminoïdes. (Société de Biologie, 7 avril 1888).

De quelques variétés de Tumeurs congénitales de l'ombilic et plus spécialement des Tumeurs adénoïdes diverticulaires. (En collaboration avec M. le professeur Lannelongue). (*Archives générales de Médecine*, janvier 1884).

De la pleurésie à signes pseudo-cavitaires. (Couronné par la Faculté de Médecine de Paris. (Paris, chez Asselin et Houzeau, 1885).

Purpura hémorrhagique : dilatation énorme des capillaires au niveau des taches, globules rouges plus volumineux. (*In* Th. Agrég. du Dᵣ Du Castel, 1884).

Lavements d'Eau de Vichy dans les affections du foie avec dilatation de l'estomac. (*In Bulletin de la Société d'Hydrologie de Paris*, 1890).

Vichy. Indications et contre-indications. (G. Steinhel, 1889).

Nutrition chez les diabétiques ; ses modifications par les alcalins. 1891. (Couronné par l'Académie de Médecine de Paris).

Diabète. (Essai de thérapeutique physiologique).

Azotométrie : évaluation rapide de l'azote en urée. (*Société d'Hydrologie médicale de Paris*, 1892).

Deux cas d'hépatite chronique alcoolique suivis de guérison. (*Société de Medecine de Paris*, mars 1892).

Variations thérapeutiques du chimisme d'un estomac. (*Société de Médecine des Hôpitaux de Paris*, mars 1892).

Entéro-colite pseudo-membraneuse traitée par les grands lavages de l'intestin avec l'Eau de Vichy. (*Société de Thérapeutique de Paris*, 1892).

Dyspepsie ; ses modifications par la cure de Vichy. (Couronné par l'Académie de Médecine de Paris, 1892).

Nutrition dans le diabète ; ses modifications par la cure de Vichy. (Congrès de Rome, 4 avril 1894).

Nécessité du diagnostic bactériologique dans les diphtéries. (*Société médicale de Nice*, 18 janvier 1895).

Estomac isolé. (Académie de Médecine, 14 mai 1895).

Influence de la section des pneumogastriques sur la sécrétion de l'estomac. (Académie de Médecine, novembre 1895)

GASTÉRINE

(SUC GASTRIQUE ANIMAL)

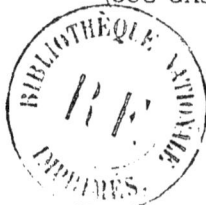

PAR LE

DOCTEUR FRÉMONT

MÉDECIN DE L'HOPITAL THERMAL A VICHY

Ancien Préparateur et Lauréat de la Faculté de Paris

Ancien interne-lauréat des Hôpitaux de Paris

Médailles d'Argent des Eaux minérales, décernées par l'Académie

Médailles de Bronze de l'Assistance publique de Paris

Membre de la Société de Thérapeutique de Paris, etc.

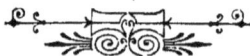

VICHY

A. WALLON, IMPRIMEUR-ÉDITEUR

1900

Le suc gastrique animal m'a donné des résultats thérapeutiques intéressants; c'est le type de l'opothérapie stomacale. Je l'expérimente depuis six ans et j'ai constaté qu'on ne peut guère l'appliquer sous ce nom. Il ne sert de rien d'exposer aux malades que ce produit physiologique n'est sécrété que par des animaux absolument sains; on ne parvient pas à vaincre leur répugnance. C'est pour cela que je donne à ce suc le nom de Gastérine.

GASTÉRINE

(SUC GASTRIQUE ANIMAL)

Origine de la Gastérine La gastérine est le produit naturel de la cellule gastrique d'animaux omnivores à estomac isolé.

Description La gastérine est un liquide aqueux, limpide, incolore, acide, doué d'un grand pouvoir digestif.

Composition complexe Sa composition est extrêmement complexe ; elle renferme des corps simples comme le phosphore, le chlore, le potassium, le sodium, le fer, etc. ; mais elle renferme aussi des substances organiques vivantes, comme la pepsine, le lab, etc., d'une composition fort compliquée.

Acide chlorhydrique Le phosphore forme des phosphates ; le chlore forme des chlorures, de l'acide chlorhydrique libre et combiné. Ces corps nouveaux s'allient aux potassium et sodium pour former des sels. Mais en réalité nous connaissons fort peu de chose sur l'agencement absolu de toutes ces substances. On doit reconnaître que nous ne savons presque rien sur les deux substances les plus importantes : pepsine et lab.

Pepsine et lab

Leur constitution intime nous échappe Nous ne savons pas davantage comment toutes ces substances s'allient entre elles pour former la gastérine. Pour ne parler que de l'agent le mieux connu, c'est-à-dire l'acide chlorhydrique, combien de points sont encore vagues ou complètement ignorés. Il y a un acide chlorhydrique dont une partie paraît libre et l'autre combinée. Mais l'acide chlorhydrique n'est pas entièrement libre, et l'acide chlorhydrique combiné est dans un état chimique mal défini. Pour certains réactifs il est combiné ; pour d'autres il est libre.

Quant aux diastases, pepsine et lab, nous n'avons que des hypothèses à émettre sur leur composition et sur leurs rapports avec les divers corps renfermés dans la gastérine.

Impossibilité de la fabriquer

Dès lors, on comprend qu'il n'y a pas lieu d'espérer pouvoir faire de la gastérine dans un laboratoire. Le savant ne le peut pas plus qu'il ne peut fabriquer une poire, une pomme, un raisin, bien que l'analyse lui fasse connaître combien ces fruits renferment de carbone, d'oxygène, d'hydrogène, de soufre, etc. Combien il serait plus facile de connaître ces fruits et de les fabriquer que de fabriquer de la gastérine qui renferme des éléments organiques vivants et beaucoup de substances que nous ne pouvons que soupçonner.

En faisant macérer des muqueuses d'estomac d'animaux, on a retiré un composé auquel on a donné le nom de pepsine. Mais c'est un produit impur, variable suivant chaque laboratoire dans son aspect, sa composition chimique et son activité digestive.

Quant au lab, personne encore n'en a jamais mis à la disposition des malades.

Il en résulte que ce qu'on offre sous ce nom de suc gastrique artificiel, ne renferme ni l'acide chlorhydrique combiné, ni le lab de la gastérine, et que la pepsine qu'il contient n'est pas dans les proportions et sous la forme où elle se trouve dans la gastérine. Seule la cellule gastrique vivante, dans un état physiologique absolument parfait peut faire de la gastérine.

Son innocuité La gastérine ne renferme que des substances semblables à celles contenues dans notre sang, nos plasmas, nos tissus. Elle est produite par l'estomac isolé sur des animaux, seulement lorsqu'ils sont très bien portants.

Depuis des années, l'estomac isolé de ces animaux n'a reçu ni liquide, ni solide ; la gastérine est donc un produit d'une pureté absolue, ne renfermant ni un microbe, ni une parcelle de quoi que ce soit étrangère à sa composition. La sécrétion de la gastérine est continue, plus ou moins active suivant nombre de circonstances, mais continue. Elle se produit sans aucune excitation directe de l'estomac isolé ; les animaux n'ont même pas de canule. Sa sécrétion est suspendue pour le moindre malaise ou maladie des animaux.

Son pouvoir digestif considérable La gastérine jouit d'un pouvoir digestif considérable. Elle transforme rapidement tous les aliments albuminoïdes : viande, poisson, œufs, lait, fromage, etc., en peptones. Cette transformation se fait sans gaz et sans l'aide de microbes. Grâce à elle *on peut faire don d'une bonne digestion* à toutes les personnes dont la sécrétion stomacale est insuffisante.

Ses propriétés toniques Les substances qui concourent à former la gastérine faisant partie de notre constitution, lui donnent des propriétés toniques de premier ordre. Il est certain que ses phosphates, ses chlorures, son fer sont l'idéal des médicaments assimilables ; puisqu'ils sont précisément sous la forme qui convient à l'organisme pour le régénérer.

Son ingestion

La gastérine peut être ingérée pure ; mais il est préférable de l'étendre d'eau, de vin, de bière, de bouillon, de lait.

Action sur le lait

Lorsqu'on l'ajoute au lait, elle le transforme en un grand nombre de petits caillots d'une finesse extrême. Ce mélange se boit facilement ; beaucoup de malades aiment ce lait acidulé. Lorsque le lait est chaud, 35 à 40°, la gastérine le coagule instantanément en fromage ; ce bloc se dissout peu à peu. Sous cette forme le lait répugne ; il faut donc éviter de mélanger la gastérine avec du lait chaud.

Tenir les bouteilles droites après leur ouverture

La gastérine est mise dans des bouteilles bouchées avec un bouchon de liège et un bouchon en caoutchouc. Lorsqu'on a ouvert la bouteille, on rejette le bouchon de liège et on se contente par la suite de la fermer avec le bouchon de caoutchouc. A partir de ce moment, on maintiendra la bouteille droite. Il se forme parfois des flocons blanchâtres dans les bouteilles : ce sont des flocons de pepsines.

Flocons de pepsine

Ils ne sont pas nuisibles et il faut les ingérer comme le reste du liquide, car ils renferment une substance précieuse.

La gastérine convient dans tous les cas où la sécrétion du suc gastrique de l'homme est insuffisante.

Cette sécrétion est l'acte le plus important, celui qui tient sous sa dépendance tous les autres phénomènes digestifs. Lorsqu'elle est normale, les aliments sont imbibés, divisés, digérés, chassés régulièrement dans l'intestin qui les absorbe ou complète leur digestion. Lorsqu'elle est exagérée, le pylore se contracte quand les aliments imbibés de suc gastrique se présentent à lui, parce qu'ils sont trop irritants. Lorsqu'elle est insuffisante, les aliments mal digérés sont encore irritants pour la muqueuse du pylore ; dans les deux cas, ce sphincter se contracte et leur refuse le passage. Ainsi, les aliments séjournant trop longtemps dans l'estomac, excitent sa sensibilité, d'où les douleurs ; sa contractilité, d'ou les régurgitations, les spasmes. Les aliments fermentent, distendent l'estomac, le ballonnent. Peu à peu la musculature stomacale se fatigue, l'évacuation de l'estomac se fait plus mal chaque jour, d'où aggravation des phénomènes dyspeptiques.

Suppléances de l'imperfection de la sécrétion de l'estomac. Toutefois, le chimisme de l'estomac peut être mauvais, exagéré, diminué ou nul, sans que la digestion paraisse en souffrir. Il suffit que des suppléances s'établissent en même temps que la maladie d'estomac et qu'elles progressent autant qu'elle même. Longtemps ces suppléances peuvent masquer la maladie.

Dès 1894, j'ai enlevé l'estomac à des animaux ; je l'ai enlevé complètement sans en laisser un millimètre et ils ont vécu pendant des années. Le 14 mai 1895, j'ai montré des animaux vivant en bonne santé, malgré leur estomac isolé, qui ne recevait plus ni boisson, ni aliment, qui produisait de la gastérine et usait ainsi de la force vitale sans utilité pour l'animal. L'estomac isolé ne sert plus à l'animal ; il est au contraire une source de perte de force ; il est devenu pour lui un organe parasite. On peut donc vivre sans estomac ; des animaux peuvent vivre malgré un estomac parasite parce qu'il se fait des suppléances dans les autres parties du tube digestif.

Puisqu'on peut vivre sans estomac, on comprend que la digestion ne paraîtra pas troublée malgré un mauvais chimisme de l'estomac, si les contractions stomacales sont assez énergiques pour chasser dans l'intestin des aliments peu où pas digérés et si l'intestin est capable de les digérer. Mais pour cela trois conditions sont nécessaires : 1° le pylore ne pas doit résister outre mesure ; 2° l'estomac doit se contracter suffisamment ; 3° l'intestin doit augmenter sa capacité digestive. L'observation nous montre que l'intestin des animaux privés d'estomac n'est pas capable de digérer immédiatement tous les aliments. Peu à peu il acquiert cette capacité ; ce n'est pas une propriété nouvelle, c'est une augmentation d'une propriété digestive qu'il possédait déjà. L'intestin de l'homme peut se comporter de la même manière, accroître sa puissance digestive en même temps que l'estomac diminue la sienne ; dès lors, la régularité des selles, leur consistance, leur aspect sont normaux, l'état général se conserve excellent.

L'intestin peut être capable de suppléer à l'insuffisance de la digestion stomacale, mais en être empêché par le pylore. Il suffit que le pylore devienne plus sensible et refuse le passage des aliments dans l'intestin.

Cette fâcheuse intervention du pylore se produit facilement à l'occasion d'émotions violentes, de surmenage. Parfois elle n'est que passagère ; on parvient à faire cesser tous les phénomènes désagréables par le repos moral, l'exercice modéré, la vie au grand air, une alimentation plus appropriée à la capacité digestive de l'estomac, une hydrothérapie douce.

Souvent cette contracture intempestive du pylore persiste. Pour lutter contre elle les contractions de l'estomac deviennent chaque jour plus fortes et plus fréquentes ; il vient un moment où la contractilité de l'estomac s'épuise, alors la dilatation se produit peu à peu.

Chez un des malades de mon distingué confrère,

M. le docteur Bonfils, de Nice, l'estomac était si
dilaté qu'il ne se vidait jamais complètement. Ce
n'était pas par inertie ou faiblesse de la musculature
de l'estomac ; car on pouvait juger de la force de sa
contraction. Le malade était si maigre, que lors
qu'il était couché sur le dos, les jambes pliées, si on
percutait la région de l'estomac, on voyait, trois ou
quatre secondes après, un soulèvement de la paroi
abdominale vers la grosse tubérosité. Ce soulèvement faiblissait à gauche pour se produire vers la
droite par un véritable mouvement de reptation.
La contraction mettait dix secondes pour s'étendre
à tout l'estomac. Lorsqu'elle était parvenue à l'ex-
trémité pylorique, elle recommençait dans la région
du cardia. La dilatation stomacale ne provenait
donc pas de la faiblesse musculaire de l'estomac
puisque cet organe se contractait assez énergi-
quement pour soulever la paroi abdominale. Au
reste ce malade a bien guéri ; son pylore est devenu
plus tolérant en même temps que le chimisme de
son estomac s'est amélioré et sa dilatation a disparu.

Ces cas de dilatation avec conservation de la
force musculaire de l'estomac sont fréquents ; mais
avec le temps ils finissent par se compliquer d'épuisement musculaire, d'où une plus grande difficulté
pour les guérir.

L'insuffisance de la sécrétion stomacale est
rarement sans inconvénient. Une suppléance
parfaite est exceptionnelle ; elle est ordinairement
incomplète ; en tout cas, elle finit par s'affaiblir.
Tôt ou tard, il vient un moment où la digestion
n'est plus satisfaisante. On fait remonter la maladie
à cette époque, alors qu'elle a mis des années pour
se développer. Un grand nombre de dyspepsies
remontent à la première enfance, élevée mal,
nourrie mal, même dans des familles aisées. Personne
n'enseigne jamais aux femmes comment elles

doivent élever leurs enfants ; par suite, elles leurs donnent une alimentation incompatible avec leurs voies digestives et les condamnent pour toute leur vie à mener une existence misérable. Que de bien on ferait en ajoutant au carnet de famille, un feuillet indiquant comment on doit nourrir les enfants !

La sécrétion de l'estomac est capitale. Il est possible d'avoir un mauvais chimisme stomacal et se porter bien en raison des suppléances possibles. Mais les sujets se trouvent dans la même situation que ceux qui ont des lésions des valvules aortiques ou mitrales à la période de compensation.

Un jour vient où les compensations ne peuvent plus maintenir l'apparence de la santé et la maladie éclate aux yeux les moins prévenus. La manière dont elle se dévoile varie assez pour mériter une courte description.

Aspects sous lesquels se présente l'hyposécrétion stomacale.

La sécrétion insuffisante de l'estomac reste presque latente chez un grand nombre de personnes. Elles mangent, digèrent, vont à la selle, dorment comme à l'état de santé parfaite. Mais elles sont faibles, sans résistance, sans entrain ; souvent pâles, anémiques et amaigries, aux chairs flasques, molles, ou chargées d'une graisse sans consistance.

Souvent, à l'occasion d'une émotion, d'une maladie aigüe, grippe ou infection quelconque, l'état d'équilibre instable est troublé, les compensations du côté du tube digestif sont insuffisantes et la dyspepsie éclate, intense, tenace, rebelle. C'est un état aigu qui a démasqué un état chronique.

Anorexie

Ordinairement la sécrétion insuffisante de l'estomac est dévoilée par de la diminution de l'appétit. L'anorexie est l'état habituel des hyposécréteurs de l'estomac.

Ces malades n'ont jamais faim, ni n'éprouvent la joie de la satisfaire. Ils mangent parce que c'est l'heure du repas, parcequ'ils sont à table et qu'on mange autour d'eux ; parce qu'ils espèrent diminuer le sentiment de faiblesse qu'ils éprouvent. Mais ils ne mangent pas pour calmer leur faim ; ils n'ont jamais faim.

Poids après les repas   Immédiatement après le repas ils commencent à éprouver un poids à l'estomoc. Ce poids va en augmentant jusqu'à la 4° ou 5° heure, pour disparaître peu à peu vers la 6° ou 7° heure. Ce poids est un sentiment de malaise au creux épigastrique qui se renouvelle après chaque ingestion alimentaire et dont la durée, la continuité, à peine interrompue pendant les quelques heures de vacuité de l'estomac, finit par être une véritable torture. Il est plus ou moins intense, mais il arrive souvent à déterminer les malades à ne plus manger. Ils disent ressentir une angoisse tellement pénible après l'ingestion les aliments qu'ils ne peuvent se résoudre à manger. J'ai vu cette angoisse s'accompagner de palpitations, de battements précipités du cœur, 140 et plus à la minute, de sueurs sur le front, les tempes, pendant 5 et 6 heures après le repas, et rendre la vie insupportable.

Selles troublées   Le ballonnement, le gonflement épigastrique est fréquent chez les hyposécréteurs. Les selles sont régulières ou en diarrhée. Souvent des périodes de diarrhée de 2 ou 3 jours viennent au moment où les sujets s'y attendent le moins.

Pyrosis   Un certain nombre d'hyposécréteurs ont un véritable pyrosis, qu'il est absolument impossible de distinguer de celui des hypers. On a beau interroger les malades ; les tourner et retourner, on ne

parvient pas à saisir une différence entre leur description sur cette sensation et celle des hypers.

Indigestions par
insensibilité stomacale

Un plus grand nombre n'ont pas de pyrosis,
mais ils ont une sensibilité stomacale tellement
diminuée, qu'ils ne savent plus s'arrêter à temps
lorsqu'ils mangent. Il en résulte qu'ils se donnent
fréquemment des indigestions. Ils prennent mille
précautions et ne parviennent pas à les éviter.

Hyposécréteurs latents

Beaucoup d'hyposécréteurs digèrent sans
malaise, vont régulièrement à la selle, et n'ont
jamais eu leur attention attirée sur leur tube
digestif ; leur état général de maigreur, de faiblesse
seul finit par révéler le trouble nutritif sans indi-
quer d'où il provient.

L'aspect des hyposécréteurs à la période d'insuffisance de la nutrition n'est pas très différent de
celui des hypersécréteurs.

Dans les deux cas, les malades ont de la
tendance à l'amaigrissement, à la pâleur, à la
faiblesse ; les traits sont tirés. Cependant, en
général, les hyposécréteurs ont un visage moins
souffrant que les hypersécréteurs.

Amaigrissement

L'amaigrissement est une des conséquences les
plus importantes, les plus difficiles à vaincre de
l'hyposécrétion.

Chez beaucoup il se produit, parce que les
malades mangent peu, parce qu'ils digèrent avec
des malaises, des douleurs qui les épuisent, parce
qu'ils ont de la diarrhée. Mais souvent l'amaigrissement se produit sans qu'on puisse invoquer aucune
de ces causes. Les sujets mangent beaucoup, digèrent sans phénomène pénible, vont régulièrement
à la selle, ont de belles matières et ils maigrissent.
Leur entourage et eux-mêmes ne s'expliquent pas

cet anéantissement graduel, sans cause apparente. Cela tient à ce que les aliments ne sont pas bien digérés ; les selles entraînent la majeure partie des substances alimentaires, le tube digestif a retenu quelques principes des aliments, mais pas d'une manière suffisante pour maintenir l'équilibre vital. J'ai observé souvent le même fait chez des animaux vivant sans estomac. J'en ai vu dont les selles moulées, étaient trop abondantes avec des aliments insuffisamment modifiés par l'intestin, arriver à maigrir chaque jour et finir par mourir épuisés. Malgré tous mes efforts leur intestin n'avait pas pu arriver à compenser l'absence de l'estomac. La même chose se produit chez les hyposécréteurs de l'estomac, lorsque leur intestin ne peut le compenser. Ils sont obligés de se faire soigner ou de mourir épuisés peu à peu par *inanition graduelle*.

Réflexes

Les réflexes nerveux ne manquent pas aux hyposécréteurs. Ce sont des bourdonnements d'oreilles, du vertige, des maux de tête, des migraines, des palpitations, de l'étouffement, des sueurs froides, des fourmillements dans les membres, etc.

Langue nette

La langue des hyposécréteurs et des apeptiques est ordinairement pâle, *propre*. La langue des hypersécréteurs au contraire est rouge couverte d'un enduit *jaunâtre* épais, plus épais vers le milieu que sur les bords et plus épais vers le tiers postérieur. Cette langue des hyposécréteurs est souvent absolument caractéristique ; son seul examen permet de faire le diagnostic de la maladie de l'estomac. Les dents sont comme la langue, blanches, nettes, propres.

Les hypers ont de la tendance à avoir des dents comme passées au noir et du tartre les recouvre

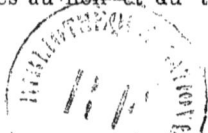

3

facilement. Dès 1892, dans un mémoire présenté au jugement de l'Académie de Médecine, j'ai avancé que, huit fois sur dix, l'hypersécrétion de l'estomac s'accompagnait de fermentations acides organiques, tandis que celles-ci sont l'exception dans l'hyposécrétion.

Estomac dilaté ou non

L'estomac est tantôt d'une capacité normale, tantôt dilaté. Souvent, il renferme du liquide 14 et 16 heures après le repas de la veille. Mais les caractères de cette dilatation ne sont pas différents de ceux qui se produisent dans la dilatation par hypersécrétion. La qualité du liquide gastrique seule est différente. L'estomac sécrète beaucoup de suc, souvent très riche en chlorures, mais il ne peut les transformer en HCl et lui donner le pouvoir digestif.

Foie rarement congestionné

Le foie est tantôt normal, tantôt congestionné. D'une manière générale, il est moins souvent congestionné que chez les hypersécréteurs. Cependant, j'ai vu quelques cas de gros foie par hyposécrétion stomacale. Je n'ai fait le diagnostic dans 2 cas que par suite de l'échec thérapeutique de la cure thermale de Vichy. La gastérine dans ces cas a fait diminuer en quelques mois des foies qui avaient résisté à tous les autres traitements.

L'intestin grêle ne présente généralement rien qui soit propre à cette maladie d'estomac; il est douloureux lors des périodes de diarrhée qui trahissent son surmenage. Le gros intestin est ordinairement bosselé, rétréci par place, distendu sur d'autres points. Souvent il a l'air de tomber. Ces déplacements ne sont que des apparences. Au fur et à mesure que les malades engraissent tous les organes reprennent leur aspect, leur consistance et leur place habituelle.

En résumé, les hyposécréteurs ressemblent terriblement aux hypersécréteurs et comme il y a huit hypers contre deux hypos, le médecin doit toujours penser à l'eau de Vichy et aux alcalins, avant de songer à la gastérine. Les deux grandes variétés de dyspepsie diffèrent surtout par l'aspect de la langue, des dents qui sont nettes dans l'hypo et plus ou moins chargées dans l'hyper ; par l'anorexie plus fréquente dans l'hypo.

Bien souvent le diagnostic est incertain ; car rien ne ressemble à la langue d'un hyper comme celle d'un hypo, momentanément couverte par de l'embarras gastrique aigu d'une cause quelconque, grippe, etc.

Le traitement peut renseigner, mais trop souvent encore il reste douteux. Beaucoup d'hypos qui ont des brûlures d'estomac, du pyrosis sont soulagés par les alcalins qui ne font qu'aggraver leur maladie.

Analyse du suc gastrique dans les cas douteux

Dans les cas douteux, il faudra recourir à l'analyse du suc gastrique. Son extraction est singulièrement facilitée par mon appareil pour l'estomac qui fait l'aspiration du suc gastrique sans aucun danger.

Belle langue et mauvaise digestion indiquent une sécrétion insuffisante.

Ce qu'il faut bien retenir c'est que toutes les fois qu'une personne se plaint de mal digérer et qu'elle a une *belle langue* c'est qu'elle est atteinte de *sécrétion stomacale insuffisante.*

Ce qui est peut-être encore plus intéressant c'est que beaucoup de personnes qui ne se sont jamais plaint de leurs digestions, mais qui sont anémiques, chlorotiques, lymphatiques, bouffies, ne sont en réalité que des hyposécréteurs de l'estomac.

La Gastérine est indiquée dans l'insuffisance de la sécrétion de l'estomac.

Toutes les fois que la sécrétion stomacale est insuffisante la gastérine sera employée avec succès. Que cette insuffisance tienne à l'altération glandulaire, à une intoxication ou infection aiguë ou chronique, à une maladie du foie, du cœur, des poumons, des reins ou du système nerveux, elle est toujours combattue avec avantage par la gastérine.

Hyposécrétion chronique

L'hypopepsie ou hypochlorhydrie primitive de l'estomac est son triomphe. Les estomacs les plus intolérants cessent de donner des régurgitations et des vomissements dès les premières doses. La pesanteur de l'estomac ou malaise si pénible par sa continuité et sa tenacité diminue rapidement et finit par disparaître. Les gaz, la tension se modèrent. Bientôt l'appétit renaît; une nourriture plus substantielle, plus abondante est ingérée, digérée et répare les forces. Le sommeil devient régulier, le teint plus clair, le *poids augmente* en même temps que les forces renaissent.

M. Bécue, du Havre, a augmenté de 26 kilos en 12 mois.

M. Alexandre, de Paris, de 25 kilos en 12 mois.

Mlle Maria D..., à l'hôpital de Nice, de 16 kilos en 7 semaines.

Depuis 6 ans que je poursuis ces études, j'ai eu l'occasion de constater ces effets chez un grand nombre de personnes.

Hyposécrétion dans les maladies fébriles

Dans les maladies fébriles, la gastérine trouve souvent une indication positive. La fièvre détermine toujours une désassimilation exagérée. Celle-ci porte particulièrement sur l'azote, l'urée augmente dans des proportions telles, que souvent elle atteint, malgré la diète, le double ou le triple de l'état normal.

Cette dénutrition entraîne la pâleur, l'anémie, l'amaigrissement du malade ; souvent les chairs semblent fondre.

En même temps que la fièvre augmente les déperditions de l'économie, elle diminue ses moyens de réparation. La sécrétion de l'estomac diminue de quantité et de qualité ; le suc gastrique renferme peu d'acide chlorhydrique, souvent pas du tout. Le lab est très souvent supprimé. Un mucus épais, gluant se forme en abondance.

Cette altération dans la sécrétion de l'estomac ralentit ou empêche complètement la peptonisation des aliments ; détermine l'anorexie, la soif, les saburres linguales et buccales, souvent des nausées, des gaz, de la tension stomacale. Les tissus musculaires de l'estomac et de l'intestin faiblissent. En résumé la fièvre détermine une perte excessive de l'économie en même temps qu'elle diminue sa puissance digestive et ses moyens de réparation.

Il en résulte trop souvent que le médecin le plus habile ne parvient pas à empêcher le malade de s'affaiblir. Il a beau donner des aliments surtout dans les périodes d'accalmie, de les donner liquides ou semi liquides, de les donner par petite quantité, mais souvent, il n'évite pas toujours l'affaiblissement du malade. Parfois même les aliments mal digérés exacerbent la fièvre et aggravent la situation.

Grâce à la gastérine, l'alimentation des fièvreux sera plus abondante, plus efficace, plus facile. Elle donne aux aliments un goût acide, très prisé de ces malades.

Madame C..., d'Epernay, atteinte de grippe à forme gastro-intestinale, 40° et plus, disait : « Oh ! docteur, quelle bonne bière vous me donnez ; quel bonheur de la boire, comme elle passe : je me sens mieux chaque fois que j'en prends ». Elle parlait ainsi d'une bière ordinaire renfermant un tiers de gastérine.

La gastérine améliore la bouche, nettoie la langue de ses dépôts saburraux, rend le goût. Elle digère les aliments empêche leur séjour trop prolongé dans l'estomac ; diminue les gaz et les fermentations organiques.

La digestion plus rapide, plus parfaite, la diminution des fermentations par évacuation des aliments dans l'intestin et arrêt de la vie des bactéries de l'estomac produisent la disparition du météorisme des éructations, des nausées, des vomissements, du malaise, du vertige, des bourdonnements d'oreilles et congestions céphaliques.

Non seulement les aliments mieux digérés pris en plus grande quantité permettent une réparation plus grande de l'économie ; mais encore, il y a diminution de la désassimilation. On sait, en effet, que les toxalbumines, les toxines ou ptomaïnes produites par la vie des bactéries ou par leur présence, activent la destruction du protoplasma cellullaire.

La gastérine a encore un mérite, elle renferme plus de potassium que le sodium ; or, on sait que sous l'influence de la fièvre le potassium est éliminé en quantité deux et trois fois plus grande que le sodium. Il en résulte un appauvrissement du corps encore plus marqué en potassium qu'en autres sels : l'ingestion de gastérine combat cette perte.

Toutes les fois que la fièvre est vive elle détermine la formation de déchets organiques qui empoisonneraient sûrement si les reins ne les éliminaient pas. Lorsque ces organes sont congestionnés ou altérés, le péril est si grand qu'il entraîne souvent la mort. Le meilleur moyen de le combattre est de donner du lait qui fournit le moins de toxine (Gilbert) et qui favorise le plus la sécrétion rénale.

Malheureusement le lait n'est pas toujours toléré, les malades le vomissent souvent. La gastérine permettra presque toujours de triompher de cette intolérance ; le ferment lab qu'elle renferme viendra suppléer victorieusement à l'absence du lab que devrait fournir l'estomac malade. Dans les affections aiguës des reins, de la vessie, la gastérine en permettant l'usage abondant du lait, favorisera la dilution de l'urine, diminuera son irritation et sa toxicité.

Il est une maladie qui donnera sans doute des succès remarquables à la gastérine : c'est le choléra. Les bacilles sont si sensibles aux acides qu'on ne peut donner le choléra aux animaux qu'en injectant les cultures directement dans l'intestin. L'estomac est la vraie défense de l'homme contre cette maladie. Lorsqu'il a fléchi pour une cause quelconque, mauvaise alimentation, comme quantité ou qualité, refroidissement, surmenage, etc., il n'atténue plus suffisamment le bacille et la maladie nous envahit. Il y a donc lieu d'espérer qu'en donnant de fortes doses de gastérine dans du bouillon dès le début de l'affection on parviendra à la guérir rapidement. Dans un cas de choléra nostras qui a été jusqu'aux crampes dans les mollets, la gastérine a enrayé tous les phénomènes morbides en quelques heures.

Dans les maladies fébriles chroniques les fonctions digestives sont moins atteintes que dans les affections fébriles aiguës. Cependant, elles languissent trop souvent, alors qu'elles devraient être plus actives, pour permettre de combattre la déperdition organique, toujours excessive. Il faut tout employer pour faire disparaître le déficit journalier et combler les pertes subies.

Dans bien des cas l'amélioration des fonctions digestives modère la fièvre et prévient une nouvelle poussée fébrile.

L'amélioration de la nutrition donne donc un double résultat favorable ; la gastérine y concourera très efficacement.

La tuberculose pulmonaire chronique est souvent accompagnée de dyspepsie chronique et de diarrhée subaigüe ou chronique. La cause en est due à la disparition de HCl et au ralentissement de la peptonisation. Pendant longtemps l'intestin suppléée. Peu à peu, la musculature de l'estomac faiblit, l'intestin ne peut compenser la digestion stomacale ; la diarrhée, la lientérie se prononcent. La gastérine sera très utile à ces malades. Toutes les fois qu'il n'y aura pas de lésions tuberculeuses du tube digestif elle permettra d'amender, puis de guérir cet organe. On sait que le lait est très utile chez ces malades, mais trop souvent il n'est pas supporté ; la gastérine fait disparaître cette difficulté. Bien entendu, il est bon de favoriser l'action de la gastérine par un régime rationnel. Biscottes, petits pains au beurre frais, jaune d'œufs, œufs, jambon haché ou rapé, viandes fumées, caviar, fromage rapé, gibier, volaille, veau rôti, ris de veau, riz, fruits doux mûrs, café, thé, lait, vin. Si la diarrhée est forte, il faudra s'en tenir à l'eau albumineuse avec gastérine, au décocté concentré d'orge, de riz, au thé faible.

Dans la dyspepsie nerveuse la gastérine a donné souvent d'excellents résultats qui tiennent à son action sur la digestion et à son action tonique considérable. L'hyposécréteur avec neurasthénie en obtient les meilleurs résultats.

Hypersécrétion, ulcère cancer contre indiquent son usage. La gastérine ne convient pas dans l'ulcère de l'estomac et dans le carcinome. L'ulcère de l'estomac est déterminé par l'hyperchlorhydrie ; il y a une sécrétion trop abondante de suc gastrique par l'estomac ; il n'y a pas lieu d'ajouter encore à cette sécrétion.

Quant au carcinome, la théorie indiquerait l'usage de la gastérine ; mais la pratique m'a montré qu'elle était, ou fâcheuse, ou employée en quantité trop petite pour pouvoir être active. Dans le cancer de l'estomac la sécrétion gastrique est presque toujours réduite, le plus souvent nulle quant à la qualité ; l'acide chlorhydrique cesse d'être sécrété et le pouvoir digestif de ce suc est très diminué. Si on donne de la gastérine en quantité suffisante pour aider fortement la digestion, l'estomac devient douloureux et on est obligé de renoncer au médicament. Beaucoup de cancers de l'estomac évoluent sans faire souffrir précisément parce que la sécrétion de l'estomac est devenue inactive.

Je ne parlerai que pour mémoire de l'hypersécrétion ; il ne faut pas donner de gastérine aux malades qui en sont atteints. La gastérine ne leur est pas utile ; deux fois j'en ai donné par erreur, deux fois, je n'ai observé aucune amélioration. Devant ce résultat négatif, j'ai fait l'analyse du suc gastrique des sujets et j'ai constaté qu'ils étaient hypersécréteurs.

Voici trois observations, instructives à titres divers, de l'application thérapeutique de la gastérine.

Gastrite chronique grave traitée par la gastérine

M. Bécue, directeur continental du câble Mackay-Bennett qui relie le Hàvre à New-York, vient me consulter, à Nice, le 25 janvier 1896, pour une maladie de l'estomac.

M. Bécue a 52 ans, 1 m. 74 ; il pèse nu 49 kilos. Il pesait 95 kilos quinze mois auparavant ; il a donc perdu 46 kilos, soit 102 grammes par jour pendant 450 jours consécutifs.

En 1893, M. Bécue, bien portant, fait un voyage d'agrément en France par une saison très chaude. A la suite, il a commencé à éprouver des pesanteurs

après ses repas. Il se surveille pendant tout l'hiver
1893-94. Peu de chose arrangeait sa digestion ; s'il
digérait mal, il prenait un petit verre de chartreuse
qui suffisait à remettre l'estomac au point.

Au printemps de 1894 il marie sa fille ; se trouve
plus exposé à des écarts de nourriture. La consé-
quence ne tarde pas à se produire. Depuis cette
époque les ballonnements après les repas sont
constants ; les nausées sont fréquentes.

M. Bécue prend du bicarbonate de soude,
du colombo, de la strychnine, puis de la pepsine,
de la limonade chlorhydrique, en un mot tous les
remèdes connus pour favoriser la digestion. De
guerre lasse il se soumet au lavage.

En mai 1894 il vient faire une cure de Vichy ;
elle consiste en un peu d'eau, des douches, des
lavages d'estomac. Il y a amélioration. M. Bécue
revient à Vichy en 1895 ; mais la cure ne fait qu'aggraver son état et il quitte Vichy désolé.

Ces deux cures sont très instructives ; en 1894
l'estomac insuffisant réagit encore sous l'influence
de l'eau alcaline. Un peu d'eau alcaline comme je
l'ai démontré après Cl. Bernard, excite la sécrétion
de l'estomac. En 1895 la muqueuse stomacale de
M. Bécue a encore perdue de son activité ;
elle ne peut plus réagir sous l'influence de l'eau de
Vichy ; elle se trouve noyée par elle et la maladie
paraît augmentée.

Après la cure de Vichy, M. Bécue rentre au
Hâvre. Son état s'aggrave, le bouillon lui-même
passe difficilement. Le képhyr passe mieux ; il
parvient à en prendre deux litres par jour, et à
reprendre des forces.

M. Bécue, client de M. le docteur de Lignerolle
du Hâvre, voit d'autres médecins de la même ville,
puis vient à Paris faire le douloureux pélerinage

des estomacs épuisés, chez les divers maîtres qui s'occupent plus spécialement de ces affections.

Les uns crurent sentir une tumeur et dirent cancer. Les autres dirent non, il n'y a pas tumeur, il n'y a pas de cancer. M. le professeur Bouchard a dit « il n'y a pas cancer : il y a seulement gastrite ».

Le traitement de M. le professeur Bouchard a été suivi avec beaucoup de soin, il a diminué les douleurs de l'estomac ; mais le malade est resté maigre et très faible.

Actuellement, 23 janvier 1896, M. Bécue a le visage maigre, les traits tirés, ses yeux vifs, intelligents, semblent agrandis.

Il a de l'appétit, mais quand il a mangé son estomac ballonne et il doit rendre beaucoup de gaz par le haut, moins par le bas. S'il ingère autre chose que du lait il a du pyrosis excessivement pénible.

Avec le lait il n'y a que des gaz. Depuis 8 mois les selles sont difficiles et ne sont obtenues qu'avec des lavements.

Au réveil, il se produit un peu de vertige ; il se répète dans la journée si le malade se couche. Il y a de temps en temps des bruits dans l'oreille gauche. L'urine est limpide, elle ne renferme ni sucre, ni albumine, ni pigments biliaires.

Les forces diminuent chaque jour ; la faiblesse est extrême.

L'examen du malade me montre que l'estomac est très dilaté : mais qu'il n'y a aucune tumeur. Le ventre est excavé, en bateau ; on sent l'aorte battre au creux épigastrique en raison de la maigreur extrême.

La langue est couverte d'un enduit jaune épais et dans toute son étendue ; légèrement rouge à la pointe et sur les bords, comme chez les personnes atteintes d'embarras gastrique fébrile.

Cœur, poumons normaux. Pas d'élévation de la température.

Le 28 janvier le malade étant un peu mieux, fait le repas d'épreuve : 20 grammes de blanc d'œuf, 40 de pain sans sel, 250 grammes d'eau distillée. Le suc retiré une heure après est abondant, mais filtre lentement. Il est incolore.

L'analyse exprimant en milligrammes d'acide chlorhydrique pour 100$^{cc.}$ de liquide donne les résultats suivants :

		Au lieu de état normal
Acidité totale At = 109		190
Acidité due aux acides de fermentation organique Ao = 0		0
Acide chlorhydrique libre H = 0		44
Acide chlorhydrique faiblement combiné C = 109		170
Chlore total T = 343		321
Chlorures fixes F = 233		107

Peu de peptones. Pas de réaction d'acide lactique ou butyrique.

Pas d'acide chlorhydrique libre, peu d'acide chlorhydrique combiné organique, beaucoup de chlorures. La muqueuse de l'estomac sécrète abondamment, elle est impuissante à faire un liquide acide et actif. Combien de fois j'ai vu des estomacs de ce genre, sécrétant beaucoup de chlorures, mais ne pouvant transformer ces chlorures et faire un suc gastrique doué d'une bonne activité digestive.

Sur mes conseils, M. Bécue reprend du képhyr, des bouillies d'arrow-root et de farine d'avoine. Malgré les mille précautions qu'il prend, car l'expérience l'a rendu savant, il ne digère pas. Son estomac devient chaque jour plus douloureux, plus ballonné, plus incapable de se vider dans l'intestin.

Le 12 février à 6 heures du soir je retire de

l'estomac de M. Bécue, qui ne pouvait supporter
ses souffrances, un litre et demie d'un mélange
lactescent, d'une odeur nauséabonde, sans trace
d'acide chlorhydrique libre, mais avec beaucoup
d'acide lactique. Momentanément il est soulagé :
mais il est à jeûn et se trouve très faible.

Le 13 février, lorsque j'arrive, M. Bécue est
désespéré. Ses douleurs d'estomac sont excessives,
il rend continuellement des gaz ; il a des envies de
vomir. Il s'est lavé et a soulagé son estomac pour
un instant ; la moindre gorgée de képhyr ramène
les douleurs. Les nuits sont sans sommeil par
suite des douleurs de l'estomac.

Je me décide à essayer de la gastérine. Le malade
devra la prendre seulement avec du lait : 150 centimètres cubes de lait froid et 50 cc. de gastérine.
A renouveler toutes les deux heures si ça passe
bien, jusqu'à un litre et demi de lait. Donc en tout
500 grammes de gastérine par 24 heures.

Dès les premières prises de ce mélange les
douleurs de l'estomac se calment, les gaz sont
moins nombreux. La nuit du 13 au 14 le malade
peut dormir plusieurs heures. Je constate le 14 au
matin l'amélioration et je prie M. Bécue de prendre
son observation jour par jour. Je publie ce journal ;
il me paraît plus intéressant que les commentaires
que j'en pourrais faire.

Février 14. Au soir, quelques gaz, qui disparaissent une fois couché. Me sentant en appétit, je
mange une bouillie d'arrow-root avec gastérine.
Nuit bonne ; mais transpirations quand je me couche
sur le côté droit. Faiblesse assez grande. Le 15, je
reste couché une grande partie de la journée,
appétit bon. Mangé une bouillie à 5 heures et une
autre à une heure. Pris un lavement. La selle
semble plus facile que de coutume. Urine claire,
abondante, et sans odeur ; alors que ces jours

derniers elle sentait mauvais. Après-midi quelques gaz lorsque je suis debout.

Le 15 au soir, gaz qui disparaissent une fois couché et après l'absorption d'une bonne bouillie d'arrow-root puis sommeil jusqu'à dix heures, interrompu à 7 h. 1/2 pour prendre du lait.

A midi et demi mangé 200 grammes de filet de bœuf grillé avec 150 grammes de gastérine. Position horizontale jusqu'à 2 heures. Debout ou assis jusqu'à 5 heures. Quelques gaz mais aucune douleur. Le filet semble avoir été digéré. A 5 h. 1/2 visite au docteur, qui prescrit le même régime pour le lendemain. Après cette visite, les gaz augmentent; mais comme le 15, malgré quelques gaz, j'avais pris une bouillie et avais ensuite passé une bonne nuit, j'agis de même, je me couche, j'absorbe une bouillie, mais les gaz persistent; je prends du lait aux heures indiquées.

Le 17 à une heure du matin, étant toujours incommodé par les gaz, je débarrasse les intestins au moyen d'un lavement, pensant avoir ainsi une bonne fin de nuit. Je m'endors, mais sommeil agité; obligé de me mettre sur mon séant de temps en temps pour évacuer des gaz qui ont la mauvaise odeur d'autrefois. Quelques sensations de pyrosis.

A 8 heures du matin estomac ballonné, bouton de fièvre à la lèvre, Je n'ose faire prendre du filet sans l'avis du docteur. Celui-ci me conseille de m'en abstenir. En sortant de chez lui je vais rendre visite à un ami malade.

La diète, la promenade, et la conversation semblent améliorer mon état, et malgré quelques gaz, à une heure, je prends une bouillie avec 75 grammes de gastérine. Je me couche et dors assez bien jusqu'à 4 heures, heure à laquelle je prends du lait. La crise semble passée.

Visite au docteur qui ordonne pour le lendemain

150 grammes de filet avec 75 grammes de gastérine.

Souffrant de gaz dans la soirée, je fais un
lavage qui ramène toute la viande ingérée la veille.
Nuit bonne ; je prends du lait à intervalles réguliers.

Le 18 à 6 heures du matin, bouillie puis lait. A
11 heures, je prends les 150 grammes de filet avec
75 de gastérine, et je me recouche sur le côté droit.
Douleur à l'estomac, gaz et pyrosis. Je vais voir le
docteur qui ordonne de revenir au lait et aux
bouillies. A 7 heures, je fais un lavage et suis
surpris de constater *que le filet a passé*, non sans
mal il est vrai. Dans la soirée je prends du lait,
une bouillie et me couche. Nuit assez bonne.

Le 19 matin, bouillie et lait. A midi je fais
préparer un peu de riz au lait avec un jaune d'œuf.
J'y ajoute 50 grammes de gastérine. Je bois
200 grammes de lait et je me couche. A 2 h. 1/2,
je me lève et sors. Gaz et gêne de l'estomac. Il me
revient les eaux acides comme lorsque l'on va
vomir. Cela se passe, mais à 4 heures j'éprouve
d'assez fortes douleurs, je suis forcé de rentrer et je
vomis quelques gorgées de liquide acide. Je fais un
lavage pour m'en débarrasser et je me couche.

Dans la soirée je prends 150 grammes de lait
pour 50 de gastérine, de même la nuit.

Le 20, au matin, je puis prendre une bouillie
d'arrow-root : je m'en tiens au lait et l'arrow-root
toute la journée pour laisser reposer l'estomac. Peu
de douleur, mais gaz assez abondants.

Le soir, je vais chez le docteur qui conseille de
suspendre l'essai pendant une semaine et de reprendre képhir et bouillie (1).

Le 21, ne pouvant avoir du képhir prêt avant

(1) Le 20, je suspendis la gastérine par force, je n'en avais
plus, D^r F.

48 heures, je laisse reposer l'estomac et ne mange que deux bouillies qui ont peine à passer et qui me donnent au bout d'un certain temps de la brûlure au creux de l'estomac.

Le 22, même état, je fais un lavage le soir et prends un peu de képhir ensuite. Nuit assez bonne.

Le 23, képhir le matin, bouillie d'avoine et képhir à midi. Le temps étant beau je fais une promenade en voiture. Digestion pénible et brûlure qui persiste même après l'absorption du képhir. Insomnie.

Le 24, même état. La douleur de l'estomac persiste malgré le lavage de l'estomac (1).

Le 25, reprise du lait et de la gastérine ; ça passe, la douleur diminue.

Le 26, journée bonne. Les douleurs de l'estomac ont disparu. Le lait, la gastérine passent bien. Absorbé environ 1.500 grammes de lait.

Le 27, nuit agitée. Transpiration, néanmoins je me sens mieux.

Depuis 5 mois la sueur avait cessé, et dans les cinq mois précédents lorsqu'elle avait lieu, l'odeur était très désagréable. Ce matin, en entrant, la chambre sentait comme au temps où j'étais bien portant.

Comme la première fois l'usage de la gastérine a amené une urine plus abondante, très-claire, et *l'apaisement des douleurs.*

Je dois rester encore 48 heures avec le même régime, mais en mettant 25 grammes de gastérine pour 120 de lait.

Le soir, pris une bouillie d'arrow-root. Nuit bonne.

Le 28 février, à 5 heures du matin, pris une

---

(1) L'état du malade, le 24, était inquiétant ; les traits tirés, la face pâle, les yeux excavés, la voix cassée me donnaient des craintes sur l'issue. D^r F.

bouillie, à midi une seconde, et le soir une troisième bouillie avec du lait dans l'intervalle. Etat se maintient bon ; nuit bonne.

Le 29, à 5 heures du matin, bouillie, puis sommeil jusque vers 10 heures. A midi me sentant én appétit, pris bouillie et deux jaunes d'œufs délayés avec du sucre. Cela semble passer. Je me couche à 9 heures, après avoir pris une troisième bouillie.

Le 1er mars, je me réveille à minuit avec une sensation de brûlure à l'épigastre. Voyant qu'à une heure la douleur ne diminue pas et que j'ai du gaz, je fais un lavage. Il sort de l'œuf non digéré. Puis je prends lait et gastérine toutes les heures et demie. *La douleur a complètement disparu ; je me rendors.*

A dix heures, je prends une bouillie. Dans la journée lait et gastérine. Le soir, seconde bouillie à 7 heures, et je me couche.

Le 2, dans la nuit je me réveille avec des gaz et une brûlure à l'estomac. Un clapotement indique la présence de liquides anormaux, je m'en débarrasse au moyen d'un lavage à 4 heures du matin. Après cela je prends du lait à intervalles réguliers, je continue toute la journée et ne souffre plus. Lors de sa visite le docteur conseille de laisser *réduire le lait à la moitié de son volume.*

Dès le soir, je commence à prendre de ce lait concentré : 5 grammes de sucre, 120 grammes de lait réduit et 50 grammes de gastérine. Nuit très bonne.

Le 3, plus de gaz, ni de sensation de brûlure. Dans la matinée j'ai une selle naturelle et normale ce qui ne s'était pas produit depuis très-longtemps. Je continue le lait concentré toute la journée. Nuit bonne.

Le 4 état continue à être satisfaisant, rien de particulier à signaler. Idem le 6 et 7.

Le 8, ayant pris coup sur coup deux doses de

lait dont une avec moins de gastérine, je les digère mal et je souffre de gaz dans la soirée.

Le 9. — Nuit passable, journée meilleure.

Le 10. — Etat redevient satisfaisant. La dose de lait est portée à 4 litres par jour (réduits par l'ébullition à 2 litres de liquide). Tous les soirs je prends en lavement 3 grammes de bicarbonate de soude.

Le 11. — Rien à signaler sauf un peu de faiblesse.

Le 12. — Je me pèse, j'ai perdu 1 kilog 325 depuis le 1er février.

Le 13. — Rien à signaler sauf quelques gaz le soir.

Les 14, 15, 16, 17, 18. — Même état.

Le 19. — Nouvelle pesée, encore une diminution de 175 grammes. Le docteur conseille d'ajouter au lait 100 grammes de riz par jour. Je commence le soir même.

Le 20. — Pris 100 grammes de riz en deux fois, croqué dans un litre de lait, et trois litres de lait réduit. Le riz passe bien, mais gaz le soir.

Le 21. — Gaz plus abondants. Je prends quand même la dose de riz, mais dans la nuit l'estomac est tellement balloné que je suis obligé d'avoir recours à un lavage (4 heures du matin). *Dans le liquide extrait il y avait du sang en petite quantité et noir,* une cuillerée à café environ. Après le lavage je prends une dose de lait et je m'endors.

Le 22. — Journée assez bonne, passée au lit. Le riz du soir passe difficilement ; gaz et sensations de chaleur à l'estomac. Vers minuit je suis obligé de faire un lavage.

Le 23. — Le reste de la nuit se passe bien, en buvant du lait. Dans la matinée je prends une bouillie d'arrow-root et je continue le lait dans la journée. Le soir je m'abstiens de bouillie et la nuit se passe bien.

Le 24. — Journée bonne.

Le 25. — Journée bonne. Poids : gagné 1 kilog 250 grammes = habillé 53 kil. 100.

Le 26. — Devant ce résultat le docteur conseille l'abstention de toute nourriture solide et ordonne 5 litres de lait réduits à deux et demi par jour.

Les 27, 28 (pas de gaz), 29, 30, 31. — Absorbé les 5 litres. Journées bonnes.

Le 1er avril. — Poids 53 kil. 800 : *augmentation 700 grammes.*

Le 2. — Pyrosis et quelques gaz.

Le 3. — Pyrosis et gaz plus abondants. Vers 2 heures du matin je suis obligé d'avoir recours à un lavage dans lequel on trouve une mucosité sanguinolente.

Le 4. — Journée assez bonne. Dans la soirée les gaz reparaissent avec sensation de brûlure. A minuit je suis obligé d'avoir recours au lavage. Le dernier lait pris vers 8 heures semble digéré. Le lavage ramène un liquide d'un gris jaunâtre assez abondant et d'une odeur aigre. Nouvelle mucosité sanguinolente.

Le 5. — Après le lavage je reprends une dose de lait et le reste de la nuit se passe assez bien. Mais la bouche pâteuse et une grande soif, semblent démontrer une irritation de la muqueuse de l'estomac. Journée assez bonne ; la même fatigue reparaît et je dois faire un lavage. Il revient du lait mal digéré mais pas de sang.

Le 6. — Journée bonne, mais fatigue le soir. Lavage : nuit bonne.

Les 7, 8, 9. — Lait absorbé régulièrement dans la journée, mais fatigue le soir. Bouche pâteuse, grande soif. Je fais un lavage tous les soirs afin de pouvoir recommencer à boire dans la nuit. Je ne sais si l'irritation n'est pas due en partie à la qualité du lait qui laisse à désirer. Aujourd'hui

le lait ayant tourné, j'ai dû manger une bouillie
d'arrow-root dans la matinée. Elle a bien passé.

Le 10. — Journée bonne. Lait meilleur, pas de
lavage le soir.

Les 11, 12, 13, 14, 15. — Même état rien à
signaler.

Le 16. — Départ de Nice. J'arrive à Marseille
assez fatigué, un peu par le voyage et aussi un peu
par le lait réduit que j'ai bu en route et en arrivant.
Je me couche à huit heures et suis bientôt incommodé par les gaz puis par le pyrosis. La douleur
devient bientôt intolérable et je suis obligé de faire
un lavage qui ramène du sang en assez grande
quantité, un bon verre. Le liquide ramené est cou-
leur d'eau et de vin et ne devient clair qu'au
quatrième tube.

L'opération terminée, je bois du lait frais et
simplement bouilli additionné de gantérine, et je
passe ensuite une bonne nuit.

Le 17. — Dans la journée, je ne bois que du
lait bouilli de bonne qualité, je m'en trouve bien.
Nuit bonne.

Le 18. — Avant de me mettre en route je prends
une bouillie d'arrow-root; en route je bois du lait
et j'arrive à Vichy moins fatigué qu'à Marseille.

Le 19. — Nuit très bonne. Je me présente au
docteur qui me pèse : 57 kil. 700 soit une *diminution de 400 grammes depuis le 8*. Le docteur recom-
mande de ne me laver qu'avec un tube d'eau au
lieu de le faire jusqu'à nettoyage complet (en général 5 tubes) comme je l'avais fait jusqu'ici sur le
conseil du docteur X.

Dans la matinée j'avais pris une bouillie
d'arrow-root; dans la journée du lait et le soir une
seconde bouillie à défaut de lait réduit qui a été
manqué. Nuit excellente.

Le 20. — Le matin, bouillie d'arrow-root qui

passe très bien. Le soir je commence le lait réduit dans les conditions ordinaires sur un réchaud à pétrole. Je suis incommodé par des gaz, renvois acides et une sensation très légère de brûlure. Comme c'est plutôt une gêne qu'une souffrance, je ne fais pas de lavage : mon infirmière étant elle-même très souffrante. Je passe une nuit presque blanche, pendant laquelle je n'ose prendre du lait réduit qui semble m'avoir fait mal.

Le 21. — A 8 heures du matin je prends une bouillie d'aroow-root qui passe bien. A midi je commence à boire du lait réduit de moitié à titre d'essai et le soir je mange une seconde bouillie.

Le 22. — Nuit bonne. Je continue à prendre deux bouillies par jour et du lait réduit de moitié entre les repas.

Les 23, 24, 25. — Etat satisfaisant. Poids 54 k. 200 soit une *augmentation de 1500 grammes* en six jours.

Les 26, 27, 28, 29, 30. — Même régime, rien à signaler.

Le 1er mai. — Comme je n'arrive pas à absorber les 5 litres de lait réglementaires en ne prenant que du lait réduit de moitié, je le fais réduire d'avantage, mais il passe difficilement, même en y mettant la gastérine deux heures avant de le boire.

Le 2. — Poids 55 k. 300. Soit une augmentation de 1100 grammes en six jours. Buvant un peu moins de lait, avec l'autorisation du docteur, je prends une troisième bouillie au milieu du jour.

Le 3. — Journée bonne, mais gaz le soir.

Le 4. — Nuit sans sommeil. Je fais un lavage le matin. Traces de bile, mais pas de sang. Après le lavage je me sens beaucoup mieux. Je mange avec plus d'appétit et n'ai pas de gaz de toute la journée, même en buvant plus de lait.

N'ayant plus d'arrow-root, le soir j'essaie d'une

soupe au lait avec des biscottes écrasées. Je ne la
diguère pas, je souffre de gaz et le 5 au matin j'ai
recours au lavage, qui ramène des fragments de
biscottes. Après le lavage, je prends du lait et plus
tard une bouillie de crème de riz, tout passe bien.

Le 7. — Poids 56 k. 300. Bonne journée.

Observations genérales :

Lorsque j'ai été mis au régime de la gastérine
rien ne passait plus. La faiblesse était grande,
l'urine chargée ; les lavages ramenaient un liquide
nauséabond ; en un mot la situation semblait
désespérée.

Après deux mois de ce régime il s'est produit
une heureuse transformation. Le lait que je ne
digérais pas depuis près d'un an a été, dès le
premier jour, parfaitement supporté par l'estomac.
Il en est résulté un accroissement progressif des
forces. Alors qu'au mois de février je me traînais
péniblement, je puis aujourd'hui faire des prome-
nades de plusieurs kilomètres. L'embonpoint revient
régulièrement ; l'augmentation est maintenant de
200 grammes par jour, le teint est redevenu rosé ;
les extrémités sont moins froides, la circulation se
fait mieux, les bourdonnements ont disparu, bref,
d'un moribond la gastérine a fait un convalescent
en bonne voie de guérison.

A partir du 14 mai M. Bécue prend deux fois
par jour 75 grammes de viande de filet de bœuf avec
50 grammes de gasterine dans 100 grammes de
bouillon.

Au commencement de juin 96 il est obligé de se
rendre à Budapest pour assister à un congrès d'élec-
tricité internationale, pour y défendre ses idées et
les intérêts de sa compagnie. Le 7 juin il m'écrit de
Paris ; « je me mets en route pour Budapest, avec
arrêts à Strasbourg, Stuttgard, Munich et Vienne.
Le mieux s'accentue, bien que le poids soit sensi-

blement le même, ayant beaucoup dépensé lors de mon dernier séjour à Paris.

J'ai réparé mes forces au Hâvre, grâce au bon lait des vaches normandes. Quelle différence avec le lait de Paris qui coûte pourtant le double ! Il est vrai qu'ici le lait est cacheté et il faut payer le plomb !

Il ne sera pas utile d'expédier de la gastérine avant le dix ; car je n'en *consomme pas tout à fait cinq cents grammes par jour.....*

Bien des personnes m'ont avoué qu'elles n'espéraient plus me revoir et elles considèrent votre cure comme une véritable résurrection. Je vous renouvelle l'expression de ma gratitude, etc. »

M. Bécue supporte bien ce voyage de Budapest, voyage que je n'avais laissé faire que parce que sa situation de directeur lui paraissait discutée au cas où il le refuserait. Il continue le traitement par la gastérine au Hâvre ; m'écrivant souvent ; s'améliorant chaque jour : conduisant très-bien sa compagnie.

En décembre 1896 il vient passer 2 mois à Nice. Il continue l'usage de la gastérine jusqu'en mai 1897. Il pesait 75 kilogs. L'analyse de son suc gastrique permet alors de constater que sa sécrétion s'est beaucoup améliorée, l'*acide chlorydrique libre a reparu*. M. Bécue mange de tous les aliments et digère suffisamment bien pour entretenir son organisme et remplir ses fonctions assez pénibles. En 1898 il fait un voyage en Italie pour inspecter sa compagnie pendant les mois de janvier et février ; il me fait la remarque qu'il faut que son estomac se soit bien amélioré pour avoir pu supporter sans faiblir la cuisine des hôtels.

Fièvre typhoïde en novembre 1897. Diarrhée et vomissements persistants jusqu'en 1898 : amaigrissement extrême. Gastérine; augmentation de 16 kilos en sept semaines.

Mademoiselle Marie D..., 26 ans, 1 m. 64, est dans la salle de médecine de l'hôpital de Nice, service de M. le docteur Balestre.

Cette jeune fille a toujours été anémique. Réglée à 16 ans, sans souffrance : mais elle perd beaucoup et pendant huit jours.

Le 20 novembre 1897 elle est atteinte d'une typhoïdette; mais la convalescence ne peut s'établir parce que, malgré l'absence de toute fièvre, les selles restent liquides, fréquents et que les aliments déterminent des douleurs et des vomissements. Elle est soignée chez elle par mon distingué confrère de Nice, M. le docteur Tixier. Vers la fin de décembre, celui-ci, en raison de l'insuccès de sa thérapeutique et vue l'épuisement des ressources de la malade, l'engagea à entrer à l'hôpital de Nice. Elle y est reçue le 26 décembre.

Au commencement de février, le médecin chef de service, M. le docteur Balestre, professeur agrégé de la Faculté de Montpellier, me prie d'examiner cette malade pour le cas où je pourrais lui être utile. Pour lui, il estime qu'il ne peut espérer la guérir.

Maria D..., malgré sa grande taille, 1 m. 64, pèse trente-trois kilos neuf cents grammes. Visage pâle, peau collée sur les os, les espaces intercostaux rentrant en dedans. Les seins sont représentés par un durillon cutané. Le ventre est en bateau, et les membres squelettiques.

L'appétit existe; mais une heure après avoir mangé Maria D..., ressent de grandes douleurs au creux épigastrique pendant plus de deux heures. Ces douleurs se produisent si elle prend des aliments liquides, semi-liquides, ou solides. Elle ne peut ingérer quelques gouttes d'eau sans que cette ingestion soit suivie de souffrance. Deux ou trois fois par jour elle vomit ses aliments ou des glaires collantes. Les selles sont très liquides et se produisent au moins deux fois par jour. *La langue dépouillée est pâle.* L'estomac descend au dessous de l'ombilic avec une tasse de lait. *Insomnie depuis des mois ;* même lorsque la malade ne souffre pas de l'estomac. Cœur, poumons normaux.

Je prescris le lait mêlé avec la gastérine : 75 grammes de lait et 25 de gastérine toutes les deux heures, si ça passe.

La malade supporte ce mélange, son estomac cesse de la faire souffrir ainsi que ses intestins. *Elle dort pendant toute la nuit suivante.*

Le lendemain elle me dit : « Je suis mieux, mais vous mettez trop de narcotique dans votre liquide ». Elle prend 500 grammes de gastérine par 24 heures. En quelques jours les selles deviennent moulés, les douleurs stomacales et les vomissements ne se sont plus reproduits depuis la première dose de lait et de gastérine. L'amélioration de cette malade s'est faite progressivement ; peu à peu elle a pris des bouillies de crème de riz, de farine d'avoine, etc. Elle quitte l'hôpital le 23 mars, guérie, ayant augmenté de seize kilos en cinquante et un jours de traitement par la gastérine, soit une augmentation de poids de 315 grammes par jour.

Hyposécrétion légère ; guérison rapide

M. F..., 42 ans, 1 m. 77, 65 kil. 600, vient me consulter le 4 août 1898 à Vichy.

M. F..., a commencé à digérer mal depuis 9 ans ; parce qu'il a toujours mangé très vite et n'a jamais mastiqué. Il avait souvent des migraines sans cause appréciable, ne digérait pas, vomissait facilement puis était soulagé. Peu à peu les crises de vomissements sont devenues plus fréquentes. Depuis 5 ou 6 mois elle se répètent deux et trois fois par semaine. Les douleurs viennent surtout la nuit ; lorsque la bile a été expulsée en grande quantité, il y a soulagement.

Le régime lacté a soulagé un temps, mais a augmenté les gaz. Mis à l'eau, comme unique boisson, avec des viandes grillées, de la crème de riz, d'orge, des œufs et des crèmes, il a moins de gaz, mais toujours des crises de vomissements.

Le 14 février, mon distingué confrère, M. le docteur Degueret de Paris, fait l'analyse de son suc gastrique et trouve :

			État normal
Acidité totale At		289	190
Acide chlorhydrique libre H		29	44
Acide chlorhydrique combiné C		157	170
	H + C	186	214
Chlore total	T	321	321
Chlore minéral fixe	F	135	107

Réaction lactique. Le liquide filtre très lentement à partir de la moitié.

Le traitement prescrit à la suite de cette analyse par M. le docteur Deguéret augmente les gaz ainsi que la constipation, mais fait cesser les vomissements. L'amaigrissement est de 20 kilos depuis un an ; il n'est pas arrêté par le traitement.

L'examen montre que l'estomac est très-dilaté, mais il ne conserve pas les aliments jusqu'au matin : à ce moment il est vide. La langue est blanchâtre. Appétit bon. *Sensation constante de fatigue*, comme si le malade avait reçu des coups de triques (sic).

M. F..., sans changer son régime alimentaire prend de la gastérine à la dose de *deux cuillerées à soupe* dans son eau vers la fin de chacun des deux principaux repas. Le 10 août 1898, six jours après le début de l'emploi de la gastérine il n'a plus de douleur et il a augmenté de près de 2 kilos ! Il me dicte : « J'étais vané en arrivant ; j'ai mené une vie de patachon, couché à minuit ou 2 heures du matin, je n'ai plus souffert de l'estomac et j'ai augmenté ! »

Le 17 août, M. F... m'écrit : « Mon cher docteur, c'est la première fois que j'écris avec plaisir à un médecin.

Je le fais avec d'autant plus de joie que mon état va s'améliorant de jour en jour grâce à votre liqueur mystérieuse ».

Deux mois après M. F... était assez bien pour cesser l'usage de la gastérine.

J'ai vu un cas de gastroentérite grippale, rebelle aux moyens ordinaires, guéri en quelques jours par la gastérine. Un cas de choléra nostras avec vomissements, diarrhée, crampes dans les mollets, ne diffèrent en rien cliniquement des cas de choléra asiatique que j'ai soignés en 1884 à la Charité de Paris, dans le service de mon maître Ferréol, guéri en quelques heures par l'ingestion de gastérine. Un enfant de trois ans tombé dans la somnolence par digestion insuffisante chronique suite de rougeole, a guéri en quelques semaines. M. le docteur Deschamps, de Paris, qui soigne cet enfant n'a pas observé de rechute depuis cet incident qui date de plusieurs années. Un enfant de dix ans, sujet à des maux de tête presque constants, pâle, faible, maigre, incapable de travail cérébral, a vu ces phénomènes pénibles cesser complètement par l'usage de la gastérine. Deux gros foies rebelles au traitement par l'eau de Vichy, ont guéri après quelques mois de l'usage de la gastérine. Les cas d'hyposécrétion chronique de l'estomac qui ont été améliorés et guéris par l'usage plus ou moins prolongé de la gastérine sont nombreux.

Je pourrais citer des observations de malades vus par MM. les professeurs Dieulafoy et Landouzy, par MM. Barth, Cuffer, Le Gendre, Launois, médecins des hôpitaux de Paris, dont le grand savoir est connu.

Il me semble préférable de s'en tenir aux trois

observations précédentes, qui résument les difficultés et les simplicités de l'application de la gastérine.

Dans l'une de ces observations il n'y a eu qu'à donner deux cuillerées à soupe de gastérine pour métamorphoser un malade. Dans l'autre il n'y a eu qu'à donner de la gastérine pour faire disparaître les douleurs, les vomissements et les selles ; mais il a fallu en prescrire 500 cc. par 24 heures.

Dans la troisième enfin, il a fallu employer la gastérine à la dose de 500 cc. par 24 heures pendant près de 12 mois et la cure a été traversée par d'assez nombreuses péripéties, bien que le résultat final ait été excellent.

Comment et pourquoi la gastérine est-elle utile aux personnes dont l'estomac sécrète un suc insuffisant ?

La gastérine n'agit pas par suggestion

A coup sûr, ce n'est pas par suggestion que la gastérine agit. J'ai, aujourd'hui, un très grand nombre d'observations de malades guéris par la gastérine, qui n'ont jamais su ce qu'était la gastérine. Dans les trois observations que je rapporte ci-dessus, un seul malade, M. Bécue, a su ce qu'il prenait. En réalité toutes les fois que les malades ont su exactement, ils ont été suggestionnés dans un sens défavorable, même deux médecins qui en ont pris. L'amélioration extraordinaire ressentie par les malades a été la seule raison pour laquelle ils se sont montrés reconnaissants envers la gastérine.

Le régime ne peut expliquer les guérisons obtenues

Le régime ne saurait expliquer les résultats obtenus ; la plupart de mes malades avaient vu avant moi nos maîtres les plus illustres et avaient reçu d'eux les meilleurs régimes. *Le plus souvent, je n'ai pas eu à modifier le régime ; je n'ai fait qu'ajouter en plus l'usage de la gastérine.*

La gastérine guérit en
faisant une digestion
stomacale normale.

La gastérine est utile tout simplement parce qu'elle ramène la digestion stomacale à l'état normal et que la continuité de cette action permet à l'estomac et à l'organisme de se guérir.

La sécrétion de l'estomac humain subit toutes les influences de son état de santé général, de ses aliments, de son système nerveux ; nous sommes, pour notre estomac, en perpétuel état de lutte, pour maintenir son fonctionnement normal. Lorsque cette lutte est minime, les oscillations se font silencieusement et nous ne nous en apercevons pas ; dès qu'elle dépasse un certain degré, variable pour chaque sujet, nous souffrons.

Pour cette sécrétion, qui traduit aussi fidèlement l'état général, le système nerveux a certainement une importance capitale. Les coups de froid, les émotions, le surmenage ont une double action fâcheuse sur nous ; ils diminuent la sécrétion de l'estomac, lui enlèvent de son activité digestive, favorisent la formation des ptomaïnes, en même temps qu'ils affaiblissent le système nerveux et l'empêchent de réagir pour nous défendre.

Sous l'influence de l'emploi judicieux de la gastérine les fonctions digestives sont améliorées ; peu à peu la quantité d'aliments utilement ingérés augmente ; le poids devient plus considérable et les forces reviennent.

Du côté du tube digestif l'amélioration de la nutrition se fait sentir sur la musculature, sur la muqueuse, sur le système nerveux.

La musculature de l'estomac, mieux nourrie par un sang plus généreux, non surmenée par des contractions excessives pour chasser des aliments non digérés dans l'intestin, augmente d'épaisseur et de force. Elle tend à devenir semblable à la musculature des sujets sains. Cette transformation est fort importante. Comparons l'estomac mince, anémié, distendu d'un sujet amaigri par une cause quelconque, avec l'estomac épais, charnu, résistant d'un homme surpris en pleine santé par la mort, et nous comprendrons combien les contractions de ces deux organes diffèrent.

Ce qui se passe du côté de l'estomac se passe également du côté de l'intestin. Qu'est-ce que peut faire un intestin amaigri, aminci comme une feuille de papier, lorsqu'il s'agit de faire progresser les matières.

Bien souvent, j'ai vu des estomacs tellement dilatés qu'ils ne se vidaient jamais complètement ni de leurs aliments, ni de leur sécrétion ; seize heures après toute ingestion alimentaire, ils renfermaient encore 200 cc. de liquide environ. Dans le plus grand nombre de ces cas, on sentait le côlon transverse, rétracté, sensible, formant une sorte de corde. Peu à peu, sous l'influence de la gastérine, l'estomac s'est vidé, est devenu normal, ainsi que le gros intestin, en même temps que les malades prenaient de l'embonpoint. Ces malades n'ont aucun déplacement de viscères ; mais ils sont trop maigres. Ils n'ont pas besoin de ceinture, ils ont besoin d'engraisser.

Ce qui se produit pour la musculature du tube digestif se répète pour la muqueuse : le rapprochement fait entre ce qui existe chez des hommes bien portants et chez des sujets amaigris peut être continué pour la muqueuse. La muqueuse d'un estomac sain est épaisse, a des plis nombreux, abondamment irrigués par un sang généreux ; il en est de même de celle de l'intestin. Les muqueuses de l'estomac et de l'intestin d'un sujet amaigri, épuisé, sont minces, peu plissées, mal irriguées, et il en résulte qu'elles sécrètent aussi mal qu'elles absorbent.

Enfin, lorsqu'on voit un léger refroidissement, un surmenage modifier profondément, tarir parfois les sécrétions stomacales et intestinales, on comprend combien l'influence du système nerveux est importante sur ces organes. Or, le système nerveux des gens mal nourris est faible, irritable, facilement déprimé ; pour un rien il ne commande plus à la sécrétion ni aux contractions musculaires. Et c'est la raison pour laquelle les sujets faibles ont tant besoin d'éviter toutes les causes de contrariété ou de perturbation quelconque. Ils le sentent si bien qu'ils vous disent : « Je prends toutes les précautions, mais mon équilibre est si instable que je ne puis le garder ».

Au contraire, les personnes bien nourries, aux chairs fermes, ont un système nerveux résistant aux causes déprimantes, puissant pour commander aux actes mystérieux de notre vie organique comme aux actes de notre vie extérieure. Ces quelques considérations permettent de comprendre facilement pourquoi l'usage opportun de la gastérine permet de remonter certains malades désespérés et de les guérir à la longue.

Transformation de M. Bécue pesant 75 k. au lieu de 49 k.

Pensez combien la musculature stomacale et intestinale, combien la muqueuse du tube digestif, combien le système nerveux de M. Bécue étaient modifiés le jour où il pesait 75 kilos au lieu de 49 kilos, poids au début du traitement.

La lecture de son journal montre qu'il n'est pas arrivé à ce résultat sans peine, car il y a eu des moments difficiles ; ni sans persévérance, puisqu'il lui a fallu douze mois. Par la lecture de son journal on voit que peu à peu il digère mieux, il arrive à manger de tous les aliments, ses fonctions digestives deviennent normales. A ce moment j'ai fait l'analyse de son suc gastrique : l'acide chlorhydrique libre avait reparu, l'acide chlorhydrique combiné avait augmenté.

Cependant sa sécrétion était encore au-dessous de la normale. Il n'en souffrait plus parce que sa musculature stomacale et intestinale mieux nourrie était devenue plus forte, plus puissante, parce que cette musculature était commandée par un système nerveux plus résistant. Il y avait suppléance meilleure, suffisante de l'imperfection de la sécrétion stomacale.

Chez d'autres malades, guéris comme M. Bécue, après un traitement prolongé par la gastérine, l'acide chlorhydrique libre n'a pas reparu, bien que l'acide chlorhydrique combiné ait augmenté, que l'état du tube digestif, ainsi que l'état général, soient devenus absolument satisfaisants. Ces observations prouvent bien qu'on peut avoir une guérison relative sans qu'il soit besoin d'une restitution *ad integrum.*

La gastérine calme l'estomac en lui créant un milieu normal. La gastérine n'a aucune propriété analgésique. Donnée avec la quantité d'aliments qu'elle pourra digérer, elle calme les douleurs de l'estomac parce qu'elle lui crée un milieu pour lequel il est fait.

La petite malade de l'hôpital de Nice, du service de mon distingué confrère M. le docteur Balestre a cessé de souffrir parce que le mélange de lait et de gastérine en arrêtant les fermentations acides, calmait l'inflammation de sa muqueuse.

La lecture du journal de M. Bécue est très démonstrative ; un mélange approprié calme l'estomac, et fait qu'il digère, sans éprouver de sensation particulière. Si ce mélange n'est pas exactement ce qui convient à l'estomac il y a souffrance. Au début il a pris son lait, 150 grammes pour 50 de gastérine, avec un bon résultat ; il n'a pu tolérer les bouillies que peu à peu. La viande prise même avec une grande quantité de gastérine a été lourde ; il lui a fallu attendre que l'estomac se soit refait ; ce n'est que lentement, peu à peu qu'il a pu se remettre au régime de tout le monde.

Comment faut-il administrer la gastérine ?

Autant que possible il faut être fixé sur l'état de la sécrétion stomacale. Dans les intoxications fébriles aigües, grippe ou autres, on n'a pas besoin de faire l'extraction du suc gastrique du malade. L'expérience a montré nombre de fois que la sécrétion de l'estomac est devenue muqueuse, épaisse, gluante, à peine acide, dépourvue de pouvoir digestif : se donner la peine de le constater une fois de plus est inutile. Mais la muqueuse de ces malades est très sensible, il ne faut donc leur donner que des aliments liquides ou semi-liquides, de manière à ce que le contact de ces aliments n'irrite pas la muqueuse stomacale.

Dans les maladies aigües, donner la gastérine avec le lait, le bouillon, la bière.

Il faut leur prescrire du lait avec le tiers de gastérine. Par exempls 75 grammes de lait et 25 de gastérine. Renouveler toutes les heures et demie toutes les 2 heures ou plus tardivement suivant l'action sur l'estomac. La bière, le bouillon sont d'excellents véhicules de la gastérine ; ils en masquent le goût acide. Les malades en état d'embarras gastrique aigu aiment beaucoup ce mélange qui nettoie la bouche et plaît à l'estomac.

La seule précaution à prendre est de *ne pas mettre la gastérine dans du bouillon trop chaud* qui pourrait tuer la pepsine et le lab.

La quantité doit être de 100 à 500 cc.

La quantité de gastérine à prescrire à ces malades sera de 100 cc. à 500 cc. par jour, suivant l'effet produit.

Lors de dyspepsie chronique par insuffisance de la sécrétion il est bon d'avoir l'analyse du suc gastrique du malade.

Dans les états chroniques, la dose sera de 60 à 500 cc. par jour

Lorsqu'il est apeptique il convient de lui faire prendre 500 cc. ou au moins 250 cc. de gastérine. J'ai obtenu des résultats favorables avec des doses moins fortes chez des malades presque apeptiques ; mais il a fallu beaucoup plus de temps ; l'amélioration s'est faite lentement.

Plus la sécrétion de l'estomac du malade est insuffisante, plus il faut lui faire prendre de gastérine ; inversement, moins elle est insuffisante moins il faut lui en faire prendre. M. Bécue a dû en prendre longtemps de 400 cc. à 500 cc., M. F..., s'est très-bien trouvé avec 30 cc. à chaque repas soit 60 cc. par jour ou 4 cuillerées à bouche en 24 heures.

Elle se prend pendant les repas, mêlée au vin, à la bière, au bouillon, au lait,

La gastérine doit être prise pendant les repas ; mêlée au vin, à l'eau, à la bière, au bouillon, etc. *La bière et le bouillon masquent très heureusement son goût acide.* Un peu de kirsch dans l'eau se marie bien avec la gastérine. Si on emploie le bouillon il faut avoir soin de l'employer froid ou à peine chaud.

On doit boire la gastérine lorsqu'on a déjà ingéré quelques aliments : on doit la prendre par petite quantité de manière à répartir la dose entière sur tous les aliments albuminoïdes : donc, on doit la prendre principalement avec la viande, le poisson, les œufs, le lait, le fromage.

Si on se trouve en présence d'un estomac irritable, sensible, ayant facilement des brûlures, du pyrosis, on fera bien de commencer par mettre le malade au lait et à la gastérine. Par exemple, 150 grammes de lait et 50 de gastérine toutes les deux heures, toutes les heures et demie suivant l'action produite. Dès qu'on sera arrivé à prendre deux litres de lait par 24 heures, il y aura avantage pour peu qu'il y ait dilatation de l'estomac de commencer à faire réduire le lait par évaporation.

Réduction du lait à la moitié de son volume par l'ébullition,

Si dans une casserole pleine de lait mis au feu, on met un grand entonnoir de verre, renversé de manière à ce que le col soit hors du lait, ce col sert au jaillissement du lait qui retombe sur les côtés et rentre dans la casserole, jusqu'à ce qu'on juge que le lait est assez concentré. De cette manière la préparation du lait concentré ne présente aucune difficulté. Dès qu'on a atteint trois litres il est bon de faire réduire à la moitié du volume : On a vu que chez M. Bécue, je suis arrivé à cinq litres réduits à 2 litres et demi qu'il prenait avec 500 cc. de gastérine. On peut augmenter progressivement la quantité de lait sans être obligé d'augmenter celle de la gastérine, parce que l'estomac s'améliore chaque jour et digère mieux.

Pour les cas d'estomacs irritables, atteints de véritable gastrite lente plus ou moins inflammatoire on ne saurait trop lire et relire le journal de M. Bécue. D'autres malades semblables à lui ont retiré un grand bénéfice d'être soignés comme lui.

Pâtes et farines à ajouter au lait

D'une manière générale, lorsqu'on est arrivé à 2 litres de lait par jour, 2 litres et demi, qu'on fait prendre réduit, il y a utilité à faire prendre des bouillies de crème de riz, d'arrowroot, de farine d'avoine, mêlés au lait et à la gastérine. Avoir bien soin de ne pas mettre la gastérine avec des bouillies trop chaudes.

En ajoutant des bouillies on arrivera facilement à nourrir suffisamment le malade sans être obligé de lui donner trop de lait. Plus tard, on ajoutera les soupes au lait, les pannades cuites longtemps, les diverses farines de haricots, lentilles. S'il y a de la constipation on ajoutera les salades cuites hâchées, les épinards, etc. On donnera les viandes hâchées, filet de bœuf, poulet, cervelle, riz de veau.

Souvent, j'ai fait imbiber la viande de gastérine avant son ingestion. Malgré cette précaution, la viande ne passe pas toujours facilement ; peut-être parce que la gastérine passe dans l'intestin avant d'avoir eu le temps de la digérer. Il faut essayer peu à peu ; si des douleurs se produisent, cesser son emploi pendant quelque temps, puis le reprendre de nouveau. Il arrive un moment ou les malades mangent impunément tous les aliments.

Nécessité de peser les malades avant, pendant leur cure.

Comment sait-on si on donne suffisamment d'aliments au malade en traitement ? En le pesant. Il faut au début du traitement le peser nu ou avec des vêtements connus et spécifiés par écrit et le peser ainsi tous les 8 on 10 jours, toujours à la même heure. Les bascules de Chameroy, impriment le poids ; elles sont très-précieuses en raison de leur sensibilité et de leur exactitude. Dans les premiers jours du traitement, il faut peser les malades tous les 2 jours et éloigner peu à peu les pesées.

Un grand nombre de dyspeptiques par insuffisance de la sécrétion stomacale, ne souffrent guère de leurs digestions. Ils supportent également tous les aliments.

Laisser une alimentation ordinaire à ceux qui ne souffrent pas.

Chez ces malades il y a tout intérêt à les laisser à une alimentation substantielle, rapprochée autant que possible de l'alimentation habituelle.

Le plus ordinairement il ne faut pas prescrire le lait à ces malades ; cet aliment, très doux à l'estomac, le calme ; si l'estomac n'est pas douloureux il y a donc utilité à ne pas en donner à ces malades. L'eau simple avec un peu de vin vieux, de cognac vieux, de kirsch, convient bien comme boisson. Ou encore la bière qui s'unit agréablement à la gastérine.

Les grandes règles qui président à la thérapeutique de la plupart des maladies ainsi que celles qui conviennent à toutes les affections de l'estomac ne doivent pas être omises, sous peine de se priver d'une assistance importante. On recommandera aux malades d'éviter les émotions désagréables ou trop vives, de travailler intellectuellement, surtout après les repas. On recommandera de vivre dans un air pur, sous un climat *tempéré,* ayant beaucoup de soleil. Les malades devront faire de petites marches après les repas en *terrain plan.* Ils ne pousseront jamais l'exercice jusqu'à la fatigue. A table, ils mangeront lentement, *mâcheront avec soin, même leurs aliments hachés ou en bouillie;* ils mangeront entourés de personnes gaies. Les soins de la peau par les bains salés, aromatiques, les douches seront employés. Le massage de l'estomac et de l'intestin sera parfois indiqué.

Lorsqu'on est arrivé à la dose maximum de gastérine utile au malade, soit d'emblée lorsqu'on a l'analyse de la sécrétion de son estomac, soit par tâtonnement lorsque ce renseignement fait défaut, il faut s'attendre à diminuer cette quantité au fur et à mesure de la rénovation des forces du sujet. Ainsi, peu à peu, il est possible d'élever la quantité des aliments sans augmenter la dose de gastérine ; puis de diminuer ce médicament. Cette diminution est presque toujours tentée trop tôt ; les difficultés de la digestion, l'arrêt de l'augmentation de poids, voir même la diminution du poids avertissent de l'erreur : on en est quitte pour revenir à l'ancienne dose.

Il est bon d'imprimer le poids à chaque pesée et de mettre la date : sans cette précaution on pourra craindre de s'être trompé dans la lecture pour les pesées les plus importantes.

Ne pas permettre une augmentation de poids trop rapide

Ces pesées sont indispensables pour se rendre compte où on va. Tant que le malade maigrit ou que son poids reste stationnaire, c'est que la quantité d'aliments est insuffisante. Lorsque l'augmentation de poids est trop rapide, il est bon de diminuer l'alimentation. Dans le cas de dyspepsie consécutive à une fièvre typhoïde, j'ai laissé faire une augmention de 315 grammes par jour pendant 51 jours consécutifs, parce qu'il s'agissait d'un cas aigu. Mais dans les cas chroniques, je ne permets pas d'augmenter de plus de 200 grammes par jour ; 50 ou 100 grammes sont des chiffres suffisants.

Il faut éviter une alimentation par trop considérable pour ne pas surmener la musculature du tube digestif : il faut laisser à cette musculature le temps nécessaire pour se fortifier, se régénérer avant de lui demander un grand travail. En agissant ainsi on verra disparaître des dilatations stomacales tellement marquées qu'elles renfermaient, avant le traitement par la gastérine, du liquide plus de 16 heures après l'ingestion de tout aliment.

Époque à laquelle il faut cesser la cure

Quand faut-il cesser l'usage de la gastérine ?

Dans les cas aigus le médecin et le malade s'en rendent compte facilement : il vient un moment où la gastérine déplait ; le malade n'en prend plus, il digère bien. Tout est rentré dans l'ordre. En général les améliorations du côté de la bouche, gencives, langue devenues naturelles, font prévoir l'inutilité de l'emploi de la gastérine.

Dans les cas chroniques, c'est bien différent. Aucune modification du côté de la langue ne peut prévenir que le sujet n'a plus besoin de gastérine. Lorsqu'il s'agit d'un gros foie, la disparition de sa congestion peut diriger les conseils du médecin. Mais lorsqu'il s'agit d'une dyspepsie sans retentis-

sement notable sur cet organe, le problème est plus
délicat. Le meilleur moyen est de s'en rapporter à
l'état général du sujet. Lorsque le malade est devenu
gros, gras, vigoureux, pléthorique, il faut tenter la
suppression de la gastérine. S'il digère sans elle, il
faut en cesser l'usage. L'idéal serait d'attendre que
la muqueuse de l'estomac soit revenue à sa sécrétion normale ; mais le plus souvent il n'y a pas
besoin d'obtenir ce résultat absolu pour que le
malade soit guéri et pour qu'il puisse digérer parfaitement bien.

Un de mes malades avait dû laisser toutes ses
affaires depuis cinq ans parce que son estomac était
insuffisant. Il était d'une maigreur extrême et sa
faiblesse était si grande qu'il ne voyait pas les
lettres qu'il devait tracer pour signer. Il a guéri peu à
peu grâce à l'usage de la gastérine pendant 12 mois.
Depuis 4 ans il a repris la direction de ses maisons
de commerce, il digère bien et présente toutes les
apparences de la meilleure santé. La sécrétion de
son estomac s'est beaucoup améliorée ; mais elle ne
renferme pas d'acide chlorhydrique libre.

Précaution à prendre lorsqu'on veut administrer
la gastérine.

Neutraliser l'acidité de la gastérine dans le sang par des lavements alcalins.

La gastérine ne renferme que des principes
semblables à ceux de nos tissus ; elle est essentiel-
lement tonique par ses phosphates, son fer, sa
potasse, sa soude, ses chlorures. Cependant, il faut
se rappeler qu'elle renferme une substance acide et
que ce n'est pas impunément qu'on peut introduire
dans l'organisme, pendant des mois, une substance
acide sans se donner la peine de la neutraliser dans
le sang.

Dans les cas aigus, lorsque la gastérine ne doit
pas être employée longtemps, il n'y a pas lieu de
s'en préoccuper.

Dans les cas chroniques le médecin doit tenir

compte du tempérament du sujet et de la dose de gastérine.

Un grand nombre de malades, à sécrétion insuffisante de l'estomac sont pâles, anémiques, lymphatiques. Ces malades ont des oxydations hypoacides ; ils ne supporteraient pas l'eau de Vichy, ni les alcalins ; ils se trouvent très bien, au contraire, des acides. Pour eux la gastérine est précieuse par ses propriétés digestives et par ses qualités acides. *Pendant longtemps elle doit leur être donnée sans aucun alcalin.* On comprend qu'à la longue l'hyperacidité de la gastérine puisse devenir trop forte, même pour ces sujets. A ce moment l'urine devient plus colorée et renferme souvent du sable d'urate, acide de soude, qui se dépose sur le vase et attire forcément l'attention.

Les dyspeptiques hyposécréteurs, atteints de gravelle du foie ou des reins, ne doivent pas prendre la gastérine seule. Elle élèverait trop l'acidité de leur urine ou de leur bile et favoriserait encore la formation du sable dans ces organes. Chez ces malades il faut avoir soin de faire prendre des *alcalins en quantité suffisante pour neutraliser dans le sang l'acide de la gastérine.*

L'alcalin le plus inoffensif est le bicarbonate de soude : presque tous les alcalins solubles pourraient être employés.

Suivant la quantité de gastérine ingérée, je fais prendre en lavement, tous les jours, un paquet de bicarbonate de soude dissous dans un peu d'eau tiède. Il est bon de compter trois grammes de bicarbonate de soude pour cinq cents centimètres cubes de gastérine : *donc un gramme cinquante pour 250 cc. de gastérine.* Le bicarbonate de soude n'a pas besoin d'être absorbé chaque jour, on peut prendre une dose plus forte tous les 2 ou 3 jours.

Sachant qu'une petite quantité d'alcalin excite

la sécrétion stomacale, j'ai pensé donner des alcalins par l'estomac. A Vichy, j'ai vu la source de l'*Hôpital* employée à petite dose, une heure avant le repas, concourir heureusement à l'action de la gastérine. Loin de Vichy, j'ai donné un peu de bicarbonate de soude en cachet une heure avant le repas. Il est probable qu'en agissant ainsi, la soude est loin de l'estomac lorsque le moment du repas arrive, et qu'elle ne saurait se porter sur la gastérine pour la neutraliser et la rendre inerte. Malgré cette probabilité, dans la majorité des cas, je préfère l'absorption du bicarbonate de soude par la voie rectale.

Quelle que soit la nature de la maladie de l'estomac, la division des aliments est très favorable à leur digestion. Les malades devront donc mâcher très bien, même les bouillies. Les aliments hachés, ou en purée seront recommandés.

De tous les aliments celui qui convient le mieux lorsqu'il y a sensibilité exagérée de la muqueuse stomacale, c'est le lait. Pour le faire passer il faut une assez grande quantité de gastérine. Quatre litres de lait chez M. Bécue ne suffisaient pas à maintenir son poids ; il maigrissait chaque jour de quelques grammes. Avec cinq litres il augmentait de près de 200 grammes par jour.

Ne pas réduire de lait de plus de la moitié

La réduction du lait par évaporation à la moitié supprime une quantité d'eau qui serait fâcheuse dans tous les cas où il y a dilatation ; c'est donc un moyen précieux ; mais il ne faut pas la pousser trop loin, sans cela, sa digestion devient plus difficile, même en lui ajoutant une quantité de gastérine en rapport avec la réduction.

L'œuf, même peu cuit, passe moins bien que le lait. L'arrow-root fait d'excellentes bouillies, peu irritantes. Il en est de même de la farine d'avoine, de la crème de riz. Le riz, les biscottes passent plus difficilement et ne doivent être employés que chez les malades déjà améliorés.

En cas d'application erronnée, la chaleur de l'estomac disparaît par une solution alcaline.

Le seul phénomène fâcheux que puisse déterminer la gastérine est de la chaleur au creux épigastrique. Cette sensation se produit lorsqu'on s'est trompé et qu'on a donné de la gastérine à un hypersécréteur, à un cancéreux, ou encore lorsqu'on en a trop donné. En général, cette sensation se produit très rapidement après l'ingestion de la gastérine. Quelques gorgées d'eau de Vichy, ou d'une solution de bicarbonate de soude, la font disparaître instantanément.

CONCLUSIONS

La gastérine convient dans tous les cas de
sécrétion insuffisante de l'estomac, sauf le cancer.
Que cette insuffisance soit due à une maladie aigüe,
infectieuse, fébrile ou qu'elle soit due à une maladie
chronique, primitive ou secondaire de l'estomac.

Elle fait disparaître les douleurs et les troubles
digestifs. Peu à peu les forces renaissent, le poids
augmente. Il vient un moment où les malades
digèrent parfaitement tous les aliments sans
gastérine.

Ce travail a été présenté à la Société de Thérapeutique de Paris, dans sa séance du 22 novembre
1899. Il a donné lieu à une discussion dont voici
l'exposé :

A l'idée qu'on peut faire du suc gastrique
artificiel, M. Bardet répond :

— Pour admettre qu'un liquide artificiel, tel
que celui que nous faisons ingérer couramment
dans un but thérapeutique, puisse remplacer effec-
tivement le suc gastrique, il faudrait supposer que
celui-ci renferme uniquement HCl et pepsine ; or,
il est plus que probable que la vérité est toute
autre. D'ailleurs, Frémont jusqu'ici est sur le terrain expérimental, il se procure à grand frais du
suc gastrique et il nous apporte les faits qu'il peut
obtenir ; à ce point de vue nous devons être très
heureux qu'il ait pris l'initiative d'expériences
difficiles et de longue haleine. Venir lui objecter
qu'on peut remplacer son liquide naturel par un
autre obtenu artificiellement, c'est faire une affir-
mation sans preuves. Certes, on peut *in vitro* faire
ce qu'on appelle des digestions artificielles ; mais
qu'est-ce qui nous prouve que ces phénomènes sont
exactement ceux de la véritable digestion ?

M. Pouchet, professeur de pharmacologie à la
Faculté de Médecine de Paris, donc bien autorisé
pour juger cette question, dit :

— Je ne puis qu'appuyer les arguments de
M. Bardet, dont je partage complètement la manière
de voir ; il est faux de vouloir assimiler les liquides
de digestion artificielle, que nous pouvons fabriquer,
au suc gastrique, et leur emploi ne peut être
considéré que comme un pis aller, une ébauche de
thérapeutique. La digestion normale est un ensem-

ble de réactions complexes dans lesquelles inter=
viennent des *corps que nous ne connaissons certainement pas tous.*

Je rappellerai que le suc gastrique artificiel ne
peut jamais remplacer, dans les expériences de
digestion artificielle, le suc gastrique naturel et
que les expériences de M. Frémont ont un intérêt
très grand qui ne saurait lui être contesté.

M. CHASSEVANT. — Il est hors de doute que le
suc gastrique naturel doit avoir une action toute
autre que les préparations pharmaceutiques à base
de pepsine et d'acide chlorhydrique, étant donné
tout ce que nous savons sur l'action particulière et
spécifique des organes et sucs d'organes, sur le
fonctionnement de l'organe correspondant, action
bien mise en évidence par les recherches et les
résultats de l'opothérapie.

M. PORTE, qui a fait tant de beaux travaux sur
la pepsine, ajoute : — Je vous ferai remarquer
qu'en ce moment nous raisonnons avec des pepsines
de laboratoire, et que nous n'émettons que des
hypothèses.

Dans la séance de la même Société, le 6 décembre, M. ROBIN, membre de l'Académie de Médecine,
a déclaré qu'il avait amélioré deux malades par le
suc gastrique, mais qu'ils n'ont plus voulu en
prendre le jour où ils ont connu sa nature. Une
autre fois, il la donnera sous le nom de Gastérine.

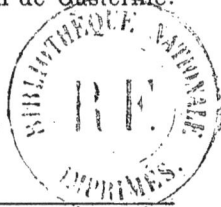

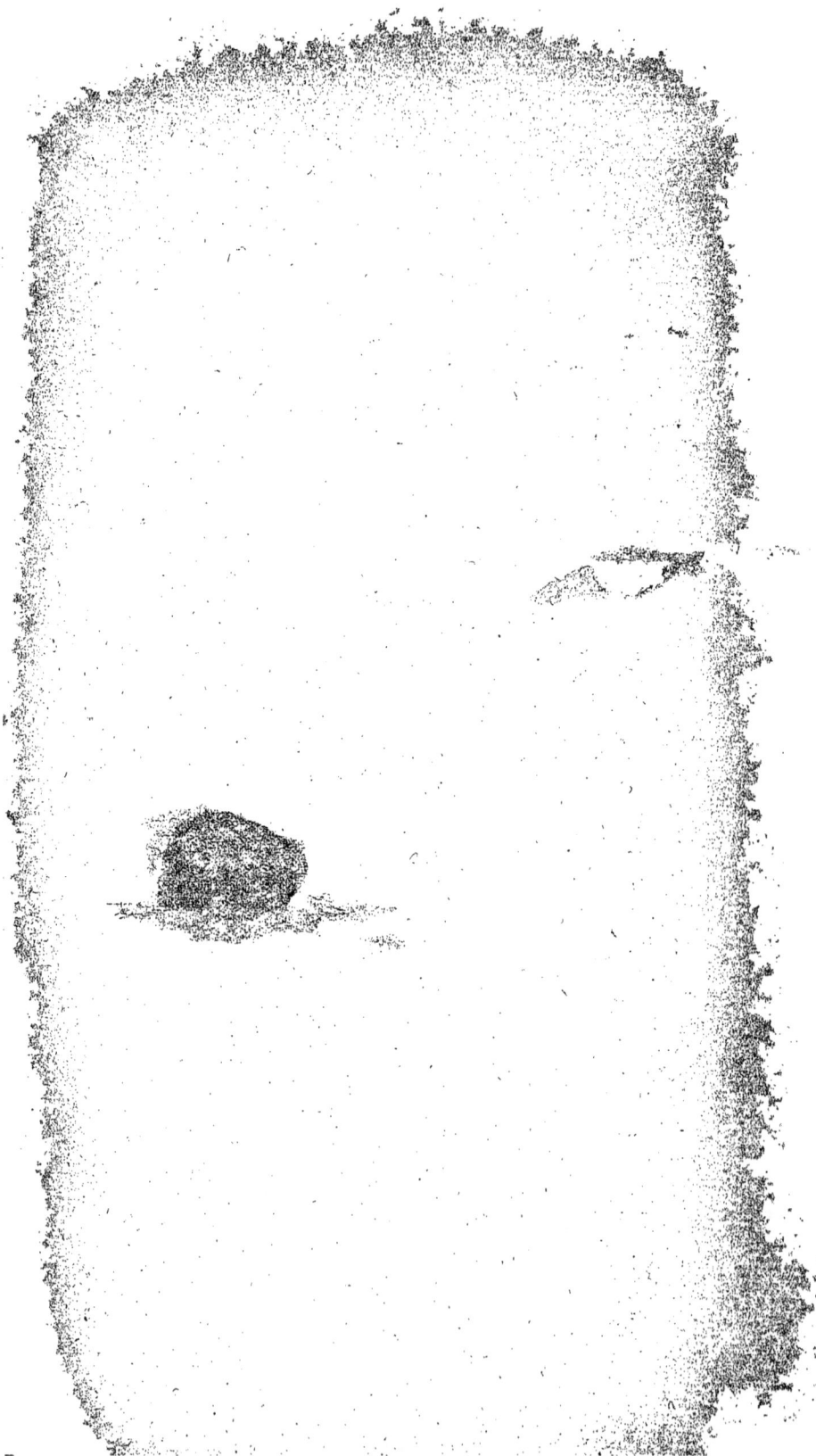